AF590100

TROIS

VARIÉTÉS DE TUMEURS

DU MAXILLAIRE SUPÉRIEUR

PAR LE Dr L. LANCIAL,

Chef de Clinique chirurgicale à l'hôpital de la Charité,
Membre de la Société anatomo-clinique
et de la Société des Sciences médicales de Lille.

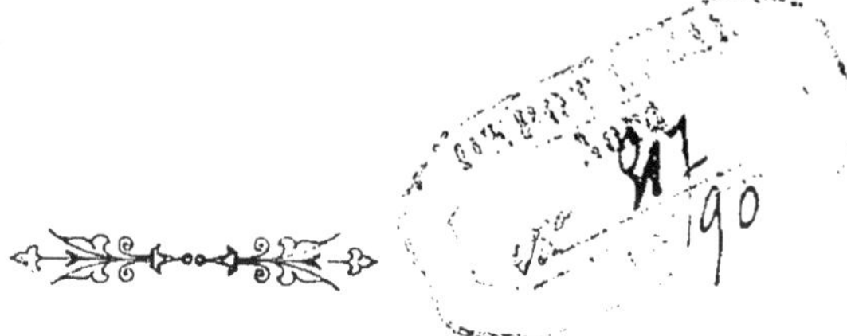

Td 106
125

LILLE,

AU BUREAU DU *JOURNAL DES SCIENCES MÉDICALES*,

56, RUE DU PORT.

1890.

Td 106
125

TROIS

VARIÉTÉS DE TUMEURS

DU MAXILLAIRE SUPÉRIEUR (1)

PAR LE Dr L. LANCIAL,

Chef de Clinique chirurgicale à l'hôpital de la Charité,
Membre de la Société anatomo-clinique
et de la Societé des Sciences médicales de Lille.

Les tumeurs des maxillaires semblent être bien connues classiquement depuis les travaux d'Heath, et les articles de Guyon dans les dictionnaires, de S. Duplay dans la pathologie externe. MM. Verneuil et Reclus nous ont fait connaître dans ces derniers temps, sous la forme d'*épithéliome térébrant*, une variété rare de ces néoplasmes.

Il nous semble, cependant, qu'il reste des particularités inconnues, et dignes des études des pathologistes, sur ce sujet, surtout en ce qui concerne le maxillaire supérieur : 1° Comment distinguer les tumeurs du corps de l'os, proprement dit, des tumeurs du sinus maxillaire ? 2° Quels sont les signes diagnostic du cancer épithélial et quelles en sont les variétés ?

Les trois faits suivants que nous avons eu l'occasion d'observer dans le service de M. le professeur Duret, permettent sans doute de répondre en partie à ces questions.

Dans un cas, il s'est agi d'un épithéliome à globes épider-

---

(1) Travail présenté à la *Société anatomo-clinique de Lille*.

miques, dont le point de départ a été gengival ; dans le second, nous avons vu chez un jeune enfant un sarcome à myeloplaxes ayant débuté dans le tissu spongieux du corps de l'os, refouler peu à peu les parois du sinus, sans envahir sa cavité, simuler, par conséquent, une tumeur très primitivement dans l'antre d'Highmore ; enfin, le troisième fait nous révèle l'évolution rapide d'un sarcome embryonnaire développé d'abord dans la cavité du sinus lui-même, et de là ayant envahi la fosse nasale correspondante et les cellules de l'ethmoïde, jusqu'à la lame criblée.

Observation I. — *Épithélioma à globes épidermiques du rebord alvéolaire du maxillaire supérieur. — Résection de l'os. — Guérison.*

N. D..., âgé de 27 ans, cultivateur, entre le 15 novembre 1889 dans le service de M. le professeur Duret, pour une tumeur du maxillaire supérieur.

Pas de tare héréditaire dans sa famille ; son père et sa mère, âgés d'une soixantaine d'années, jouissent d'une excellente santé. Lui-même n'a jamais fait de maladie grave ; c'est un homme vigoureux, bien musclé, d'une grandeur au-dessus de la moyenne.

Il a cependant présenté depuis huit ans, sur le côté droit du maxillaire supérieur des *périostites à répétition* qui revenaient à peu près tous les ans.

Il y a trois mois et demi, il remarquait sur la face vestibulaire de la gencive, près de la canine droite du maxillaire supérieur « un petit bouton » non ulcéré et indolent. Quinze jours plus tard, voulant mettre un terme aux périostites, dont la dernière datait de quelques semaines, il se fit enlever la canine et la première pré-molaire du côté droit. Cette dernière dent était atteinte de carie. Il est bon d'ajouter qu'à cette époque la mastication était devenue particulièrement pénible et douloureuse.

A partir de l'avulsion de ces dents, la tumeur grossit d'une façon notable et s'ulcéra rapidement en laissant suinter un liquide rougeâtre dont la fétidité attira fortement l'attention des personnes de son entourage.

Dans les premiers jours de septembre, il y a cinq à six semaines, une médecin lui fit l'ablation de cette tumeur. Elle était ulcérée à sa face inférieure et comprenait deux lobes principaux, l'un palatin, l'autre vestibulaire, comparables réciproquement à une noisette. Le lobe vestibulaire seul était ulcéré à sa face externe. Le néoplasme avait une consistance assez ferme, surtout du côté de son prolongement palatin.

Etat actuel, 15 novembre 1889. — En examinant le malade, on remarque, sur le côté droit de la face, près de l'aile du nez, une légère saillie de la peau.

Le sillon jugo-labial externe est effacé. Il n'y a ni déviation du nez, ni exophtalmie. Les fosses nasales sont libres.

Lorsqu'on lui fait ouvrir la bouche, on aperçoit, creusée dans le rebord alvéolaire droit du maxillaire supérieur, une tumeur ulcérée, allant depuis la ligne médiane jusqu'à la première molaire. Dans cette étendue, le sinus gingivo-labial est intéressé et la muqueuse correspondant à la joue est également envahie. Un rebord dur, surélevé, déchiqueté, formant délimitation de la tumeur, court parallèlement au bord libre de la lèvre supérieure, à deux centimètres environ au-dessus de lui. La tumeur atteint et dépasse légèrement la ligne médiane jusqu'à quatre centimètres en arrière des incisives. Ici, le rebord est moins accusé que sur la joue; il existe seulement dans le sens antéro-postérieur de petites élévations champignonneuses. Le fond de l'ulcération de la tumeur, anfractueux, à dépressions inégales, séparées par des saillies, présente de petits bourgeons d'aspect rougeâtre, en certains points, gris sale en d'autres. En inspectant la voûte palatine, on la trouve creusée en ogive, mais respectée par la tumeur.

L'exploration des régions sous-maxillaires révèle l'existence de deux ganglions du volume d'une petite noisette.

On se rend compte par le cathétérisme des fosses nasales et par le toucher pratiqué dans le pharynx nasal que la tumeur n'a pas envahi ces régions. Les parois du sinus maxillaire n'offrent pas non plus de saillies pouvant faire penser à une lésion de cette cavité.

Il s'agit, en résumé d'une tumeur ulcérée, aplatie, à bords durs et surélevés, creusée dans l'épaisseur même du rebord alvéolaire, à la place de la deuxième incisive droite, de la canine et des deux prémolaires qui font défaut.

Le diagnostic de tumeur épithéliale concorde bien avec les caractères principaux de ce néoplasme. Il n'est pas permis dans ce cas de penser à la tumeur sarcomateuse qui affectionne tout particulièrement cette région.

La résection du maxillaire supérieur droit décidée est pratiquée par M. Duret le 17 novembre, suivant le procédé de Nélaton, en ayant soin de dépasser la ligne médiane afin d'atteindre les limites du mal. L'opération se termine heureusement sans hémorrhagie notable. Les ganglions sous-maxillaires sont extirpés, sutures cutanées et pansement à l'ouate iodoformée.

Les suites opératoires sont des plus heureuses ; grâce aux pulvérisations à la solution chloralée à 1 p. °/₀, à un nettoyage soigneux de la cavité buccale et à une alimentation liquide à l'aide du biberon, le malade quitte l'hôpital six semaines après à peu près complètement guéri. La vue du côté malade n'est nullement altérée, et la déformation du visage est fort peu accusée.

Examen du maxillaire et de la tumeur.

La tumeur est réellement bien limitée au rebord alvéolaire qu'elle a creusé et envahi.

La muqueuse du cornet inférieur est intacte. La section verticale de l'os à travers le sinus maxillaire permet de constater que celui-ci est vide, que sa fibro-muqueuse est saine. On peut voir aussi que le néoplasme a gagné l'alvéole de la dernière grosse molaire qui est pour ainsi dire chassée de sa cavité (v. Fig. 1). Là, le tissu morbide blanc,

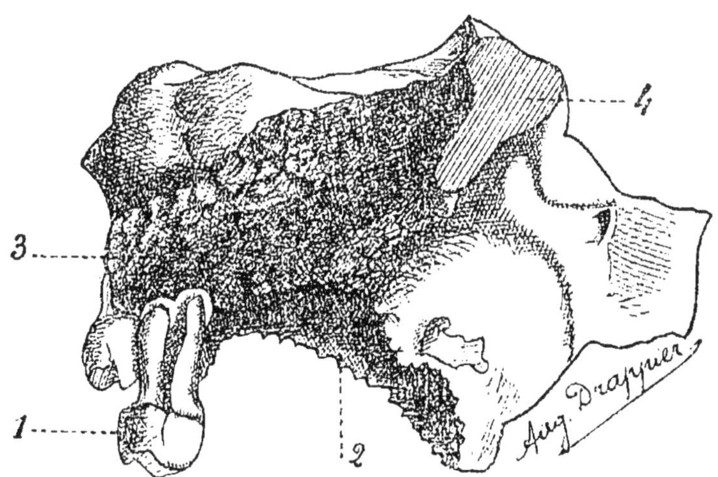

FIG. 1. — Maxillaire supérieur droit (face externe) atteint d'épithélioma térébrant.

1. Dernière grosse molaire en voie d'expulsion. — *2.* Bord alvéolaire de l'os, évidé par le néoplasme. — *3.* Bourgeons épithéliaux. — *4.* Surface de section de l'os malaire.

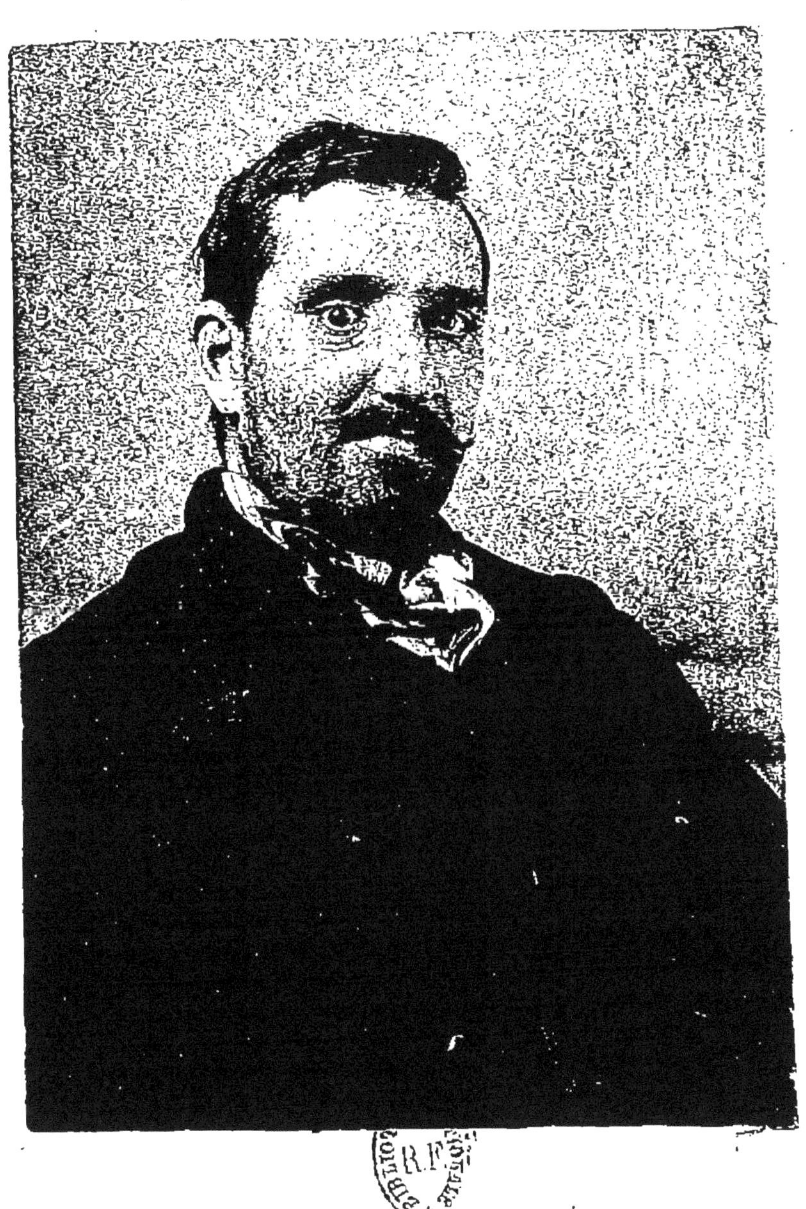

BIBLIOTHÈQUE R.F.

assez consistant, infiltre le tissu osseux voisin. La substance osseuse, toutefois, n'est pas manifestement ramollie et ne se distingue de la paroi osseuse inférieure du sinus, restée normale que par son aspect plus blanc et aussi par le manque de netteté des petites cellules aréolaires. Quant à la tumeur elle-même, elle présente quatre centimètres d'épaisseur dans sa partie moyenne et quatre à cinq centimètres dans le sens de la longueur, c'est-à-dire le long du bord alvéolaire. Elle n'est pas très saillante, mais creusée dans l'épaisseur même de la région alvéolaire. Il n'est plus possible de retrouver trace des alvéoles des prémolaires et de la canine droites. Le maxillaire a été comme évidé en cet endroit, et le fond de la cavité est réellement osseux. Les bords de la tumeur constituent presqu'à eux seuls l'augmentation de volume de la région ; ils sont durs, saillants et rappelant assez bien les contours des épithéliomas ulcérés des lèvres.

L'*examen histologique* de la tumeur pratiqué par M. Toison montre qu'il s'agit d'un *épithelioma à globes épidermiques.*

Résultat de l'opération au sixième mois. — Le malade s'est représenté dans le service il y a six semaines offrant sur le bord alvéolaire gauche au niveau de la section osseuse une petite ulcération dont on a fait l'ablation avec résection partielle de la surface osseuse correspondante. Depuis lors, la guérison se maintient. Comme il est facile d'en juger d'après une photographie du sujet, due à l'obligeance de M. le Dr P. Bernard, il est remarquable de voir combien l'opération a laissé peu de traces apparentes (voir ci-contre la reproduction de la photographie). Non seulement le globe oculaire a conservé sa position normale et ses fonctions, mais il est pour ainsi dire impossible de s'apercevoir que le malade a subi une résection du maxillaire supérieur, tant la cicatrice est restée peu apparente.

Au maxillaire supérieur, il est permis d'observer trois variétés d'épithélioma. La première prend naissance dans un bourgeon épithélial parti de la gencive adulte ; la seconde, se développe aux dépens des débris épithéliaux paradentaires, pour former l'*épithélioma adamentin* qui pénètre le sinus maxillaire ou en refoule les parois (1) ; enfin, la troisième

---

(1) Malassez et Albarran, in Bul. de la Soc. de biologie, 1887, p. 618 et 667. — Polaillon. Épithéliome paradentaire simulant un sarcôme, in Union Medicale, 1889, p. 474.

variété est engendrée par l'épithélium propre du sinus et siège dans l'intérieur de cette cavité.

Notre cas, sans nul doute, rentre dans la première variété : l'affection a débuté en dehors des alvéoles sur la face externe de la gencive, sans intéresser le sinus. La disparition secondaire des parois de plusieurs alvéoles et l'évidement partiel du bord inférieur du maxillaire nous rappellent en partie la forme clinique décrite par Verneuil sous le nom d'*épithélioma térébrant*.

OBSERVATION II. — *Fibro-sarcome à myéloplaxes du maxillaire supérieur chez un enfant de 12 ans. — Résection. — Guérison.* (Observation recueillie par M. BRIQUET, interne à l'hôpital de la Charité).

Les fibromes du maxillaire supérieur sont plus rares que ceux du maxillaire inférieur. Ils peuvent être divisés suivant leur origine, en quatre variétés :

1° Ceux qui prennent leur point de départ dans la muqueuse du sinus maxillaire ; 2° les fibromes périostiques qui se développent de préférence aux dépens du périoste alvéolo-dentaire ; 3° les odontomes fibreux, qui appartiennent à la période embryoplastique de la formation des dents ; 4° les fibromes médullaires qu'on rencontre exceptionnellement et qui naissent dans l'os lui-même.

Dans le fait que nous rapportons, nous avons eu probablement affaire à cette quatrième variété ; nous en discuterons le diagnostic après avoir donné tous les détails de l'observation :

G...., Louis, 12 ans, entre à l'hôpital de la Charité le 28 mars 1890, dans le service de M. Duret.

Cet enfant s'est aperçu seulement il y a quatre mois que sa joue gauche était plus saillante que l'autre ; on obtient peu de renseignements sur l'évolution de l'affection ; on sait, toutefois, qu'à aucun moment il n'a éprouvé de douleurs.

Etat actuel. — La joue gauche au niveau qu'occupe habituellement la fosse canine est soulevée par une saillie osseuse régulière du volume d'une grosse noix; cette saillie descend en bas jusqu'aux collets de la canine et des trois premières molaires. La voûte palatine proémine elle-même dans toute sa moitié gauche depuis les incisives jusqu'au voile du palais et la saillie qu'elle forme, comparée à la portion droite de la voûte palatine a une hauteur moyenne d'un centimètre dans toute son étendue.

Rien d'anormal du côté des yeux. Dans la narine gauche, à un centimètre de l'ouverture extérieure des fosses nasales, on trouve une légère tuméfaction sur un point limité de la face externe.

Les dents de l'arcade supérieure sont régulières; il n'en manque aucune (4 molaires). Il n'y a pas d'engorgement ganglionnaire.

La veille de l'entrée à l'hôpital, on a fait en ville une ponction exploratrice dans la tumeur en enfonçant l'aiguille d'une seringue de Pravaz dans le point qui soulève le sillon gengivo-buccal; on n'a rien retiré.

En faisant pénétrer une épingle au même endroit, M. Duret reconnaît qu'on traverse d'abord une légère couche osseuse, puis il a la sensation que l'épingle se trouve dans un tissu moins dur, probablement fibreux, qui ne permet pas de faire exécuter à sa pointe des mouvements oscillatoires.

Il porte le diagnostic de fibrome du maxillaire supérieur.

Le 1er avril, M. Duret procède à l'ablation complète de la tumeur en faisant la résection totale du maxillaire supérieur gauche. La tumeur ne présente aucun prolongement dans les fosses nasales ni vers l'orbite.

L'opération ne donne lieu, d'ailleurs, à aucun incident notable, huit jours après, les bords de l'incision sont réunis par première intention dans toute leur étendue; les fils de suture sont enlevés. Au quatorzième jour, l'enfant sort de l'hôpital et peut être considéré comme guéri; l'œil gauche est très légèrement abaissé, mais ses fonctions sont conservées intégralement.

Examen de la pièce. — La face antéro externe du maxillaire supérieur présente une saillie ovalaire à grand diamètre horizontal (2 cent. sur 3^{c},5). Cette saillie est régulière; elle atteint en haut le trou sous-orbitaire et descend en bas jusqu'à un demi-centimètre du collet des dents. En avant, elle reste à un centimètre de l'ouverture des fosses nasales et s'étend en arrière jusqu'à une ligne verticale passant par la deuxième grosse molaire. Son point culminant dépasse d'environ deux centimètres le niveau du trou sous-orbitaire ; elle est recouverte dans toute son étendue d'une coque osseuse parcheminée.

La voûte palatine est saillante en masse ; les dents paraissent y être enfoncées et n'en dépassent la surface que de 2 à 3 millimètres.

Le plancher de l'orbite est absolument normal.

Deux coupes sont pratiquées sur la masse totale : l'une antéro-postérieure et horizontale qui passe en avant à deux centimètres du collet des incisives et en arrière à un centimètre du collet des molaires ; l'autre *verticale et transversale* passant dans l'interstice de la deuxième petite molaire (D) et de la première grosse molaire.

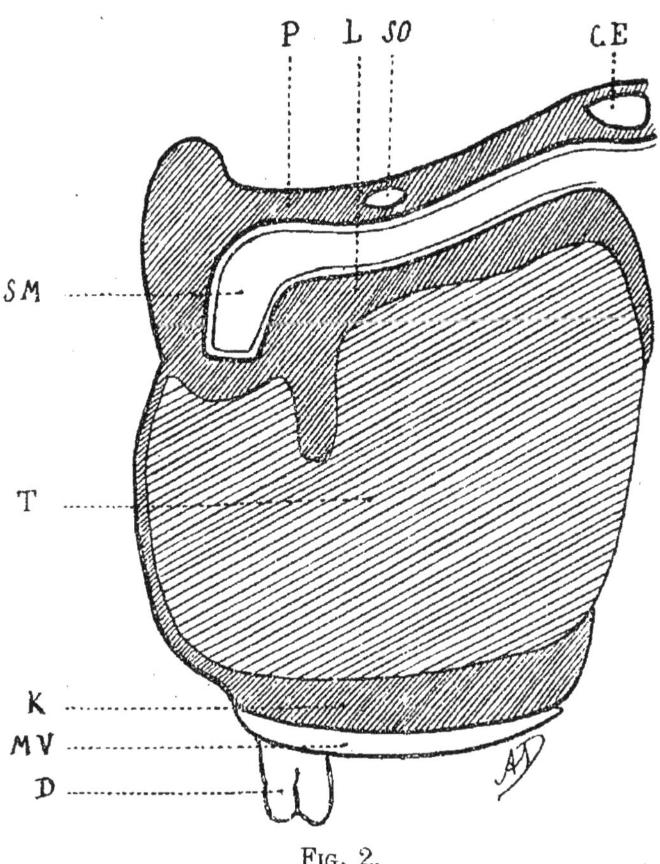

Fig. 2.

Cette dernière est seule intéressante et mérite une description détaillée. On y distingue sans peine sous le plancher de l'orbite (P) (S O canal sous-orbitaire et C E cellule ethmoïdale) le vestige du sinus maxillaire (S M) sous la forme d'une cavité du volume d'un gros pois se continuant par une fente jusqu'à la face interne des fosses nasales ; la tumeur (T) s'est donc développée dans la portion du maxillaire qui forme la voûte palatine (M V, muqueuse de la voûte palatine) ; elle l'a divisée en deux tables, l'une (K) qu'elle a refoulée en bas pour former la saillie signalée à la voûte palatine ; l'autre (L) qui a rétréci de plus en plus le sinus maxillaire (S M) en le réduisant presque à une cavité virtuelle.

M. Toison a bien voulu faire l'examen microscopique de la tumeur et nous a remis la note suivante :

Examen histologique. — Après hémisection transversale du maxillaire, les moitiés résultantes sont mises dans l'alcool à 95° C et durcies. Les coupes ont été colorées soit à la safranine ou au violet de gentiane et montées dans le baume de Canada, soit traitées par le picrocarminate et conservées dans la glycérine additionnée d'acide formique.

Au microscope, toutes les parties de la tumeur sont formées de tissu conjonctif ; mais suivant les points considérés, les éléments de ce tissu se présentent à des stades divers de développement.

A la périphérie de la tumeur, il existe une zone comme encapsulante mais très épaisse de *tissu conjonctif adulte et fibreux*, formé de groupes de faisceaux qui se coupent sous des angles se rapprochant plus ou moins de l'angle droit. Entre les faisceaux, existent des cellules conjonctives allongées, munies d'un noyau fusiforme sur les coupes parallèles aux faisceaux. Sur les coupes transversales, on peut apercevoir quelques crêtes d'empreinte. Cette zone contient des vaisseaux peu nombreux, d'ailleurs ; ils présentent la structure des vaisseaux des tissus normaux, et l'on peut voir, notamment, de petites artérioles munies de leur tunique de fibres musculaires lisses, disposées en hélice extrêmement nette.

De plus, il existe, disséminées dans cette zone, et d'autant moins rares qu'on s'éloigne plus de la périphérie, de petites cellules sphéroïdales à noyau quelquefois nettement en bissac, plus souvent d'apparence sphéroïdale et situé soit au centre, soit à la périphérie de la cellule. Ces éléments, toujours plus abondants au voisinage des vaisseaux, ne sont autre chose que des cellules migratrices.

En dépassant les parties périphériques de la tumeur, on rencontre des *formes conjonctives jeunes*. C'est d'abord du tissu conjonctif formé de cellules allongées pourvues de noyaux fusiformes et disposées en groupes fasciculés ; ailleurs, le tissu néoplasique est constitué par des cellules étoilées plus ou moins nettement anastomosées, entre lesquelles existent des éléments fibrillaires irrégulièrement disposés et des cellules lymphoïdes de diverses dimensions.

En se rapprochant du centre de la tumeur, il existe des *cellules à noyaux multiples;* ces dernières ne sont point irrégulièrement jetées dans le tissu ; mais elles sont disposées en travées linéaires, dont l'ensemble forme de vastes mailles assez régulières. Les cellules sont volumineuses, et l'on peut compter sur un seul plan de la cellule, c'est-à-dire sans changer la mise au point du microscope, plus de 15 à 20 noyaux. Ces derniers sont toujours situés dans les parties centrales de la cellule et séparés du bord de l'élément par une zone claire de protoplasme.

Enfin, dans le tissu conjonctif jeune, j'ai trouvé des éléments parasitaires (1).

En résumé, il s'agit ici d'une tumeur conjonctive dont la partie adulte est constituée par du tissu fibreux et dont le centre, en voie de développement, est formé de tissu conjonctif à cellules fusiformes rappelant celui des sarcomes fuso-cellulaires et de tissu se rapprochant notablement du tissu conjonctif muqueux. De plus, cette tumeur contient des cellules à noyaux multiples ou myéloplaxes et des corpuscules parasitaires. On peut la désigner sous le nom de fibrome ou de fibro-sarcome avec cellules à noyaux multiples (myéloplaxes).

La voûte palatine étant la paroi la plus résistante du sinus maxillaire, on peut affirmer qu'une tumeur qui proémine de ce côté sans soulever le plancher de l'orbite, n'a pas son siége dans le sinus mais dans l'os ou son périoste.

Au point de vue du diagnostic étiologique, deux hypothèses peuvent se soutenir : s'agit-il d'un odontome fibreux ou d'un fibrome médullaire? La forme de la tumeur, qui est pour ainsi dire enkystée et serait à la rigueur énucléable, est en faveur de l'odontome ; toutefois, on ne peut nier d'une manière rigou-

(1) Voir compte rendu de la *Société de Biologie*, 1890.

reuse, d'après Follin et Duplay l'existence de fibromes enkystés d'origine non dentaire. D'autre part, comme la dentition, en tenant compte de l'âge de l'enfant, est complète, il faudrait pour admettre un odontome, invoquer l'existence de germe surnuméraire ou supposer que la tumeur s'est développée aux dépens des éléments destinés à la formation de la dent de sagesse.

Il faut remarquer que nous n'avons pas affaire ici à un fibrome pur mais à un fibro-sarcome à myéloplaxes. Le siège primitif de ces tumeurs a été précisé par Nélaton et par Follin et Duplay : « Ces tumeurs enkystées, sans adhérence intime avec le tissu osseux, quoiqu'elles n'en soient pas séparées par une membrane kystique comme les odontomes, appartiennent presque toutes à la variété myéloïde : ce sont des myéloplaxomes. Elles se développent dans le tissu spongieux de l'os et ont pour siège de prédilection au maxillaire supérieur, outre l'arcade alvéolaire, cette petite masse de tissu spongieux atteignant à peine les dimensions d'un gros pois, qui existe presque constamment auprès des racines de la deuxième incisive et qui correspond antérieurement à un point situé au-dessous et en dehors de l'échancrure nasale, sur les limites de la fossette incisive et de la fosse canine, précisément au-devant de l'angle antéro-inférieur du sinus maxillaire (E. Nélaton). Née en ce point, la tumeur peut de là s'étendre du côté du sinus, soit en refoulant la lame postérieure du tissu compacte soit en la perforant (1) »

Dans cette observation, la tumeur paraît n'avoir mis que quatre mois à évoluer, ou du moins ce n'est que depuis ce temps que le porteur s'est aperçu de son existence. Cette rapidité d'allure est exceptionnelle dans les fibromes osseux et rare dans les tumeurs à myéloplaxes :

Au point de vue de la nature histologique de la tumeur, la présence de myéloplaxes en assez grande abondance, donne-t-elle un caractère de malignité à la tumeur ? La réponse est

(1) Follin et Duplay. Pathologie externe, T. IV, p. 757.

d'autant plus difficile que les avis diffèrent sur le pronostic des tumeurs où ces éléments dominent et donnent leur nom au néoplasme (Thèse Clisson. Paris, 1883. *Tumeurs à myéloplaxes*). Verneuil et Marchand (1) nient la possibilité de la généralisation, et, d'autre part, on a cité des cas où celle-ci a existé (Terrillon et Betz) (2). La généralisation est, en somme, exceptionnelle dans les tumeurs à myéloplaxes ; on peut donc, à peu près, affirmer que dans le cas présent, il n'y aura pas de récidive, puisque l'élément fibreux prédomine, et que tout le maxillaire supérieur a été enlevé.

OBSERVATION III. — *Sarcome encéphaloïde du sinus maxillaire gauche. — Résection totale du maxillaire supérieur. — Guérison.* (Observation recueillie par M. DENNETIÈRES, interne du service.)

La nommée Justine V..., 18 ans, bambrocheuse, entre le 2 avril 1890, dans le service de M. le professeur Duret, salle St-Augustin, N° 4. — Pas d'antécédents pathologiques héréditaires. La malade a présenté depuis sa naissance des symptômes de strume : blépharite ciliaire, glandes cervicales, lèvres et nez empâtés, développement lent. Réglée à 16 ans seulement, elle l'est depuis, régulièrement.

Pour la première fois, en décembre 1889, elle commença à ressentir des douleurs entre les deux arcades sourcillières, puis au-dessus et au niveau de l'œil, de la joue gauche et du nez. Depuis un mois environ, la malade a vu sa joue grossir, son œil devenir plus saillant, en même temps qu'elle éprouvait de la difficulté de respirer, surtout par le nez : elle ne pouvait dormir que la bouche ouverte. Pendant les huit jours qui précédèrent son entrée, elle eut des épistaxis abondantes, spontanées, au niveau de la tumeur saillante dans la narine gauche.

A l'examen, on constate que l'œil gauche est beaucoup plus saillant que le droit : exophtalmie. La joue gauche est plus proéminente que la droite. Elle est soulevée dans toutes ses parties d'une façon régulière. A la palpation, elle est dure, et on n'éprouve aucune sensation parcheminée.

---

(1) Dictionnaire encycl. des Sc. Méd. 2e série, T. IX.

(2) Bull. Soc. Anat. 1872.

En explorant la narine au spéculum, on constate la présence d'une masse grisâtre, tremblotante, volumineuse, saignant facilement. Le stylet, délicatement introduit, montre que la tumeur est libre dans la narine par sa face interne, et adhérente par sa face externe où elle semble sortir par l'hiatus de l'autre d'Highmore. Une sonde passe facilement entre elle et la cloison, jusque dans l'arrière-gorge.

Du côté de la bouche, la tumeur ne fait qu'une faible saillie dans le repli gingivo-baccal où la muqueuse est un peu congestionnée, et présente quelques varicosités. La tumeur ne fait aucune saillie sur la voûte palitine.

Les amygdales sont grosses; le toucher pharyngien fait constater la présence de végétations adénoïdes, mais l'arrière-cavité des fosses nasales est libre.

Pas de ganglions.

A cause de l'évolution rapide de la tumeur, de son saignement facile, de l'absence de ganglions, M. Duret porte le diagnostic de sarcome encéphaloïde du sinus maxillaire ayant envahi la fosse nasale droite, et soulevant le plancher de l'orbite.

La tumeur diffusant avec une grande rapidité, la résection totale du maxillaire supérieur est décidée, et exécutée le 3 avril, suivant les procédés classiques.

Les particularités de l'opération furent :

1° Une hémorrhagie artérielle assez abondante au moment de la rugination de l'os malaire et de la paroi antérieure du sinus, laquelle était réduite à une lame papyracée, traversée en certains endroits par la tumeur présentant un aspect grisâtre et tremblottant, comme toutes les masses encéphaloïdes;

2° Au moment de l'arrachement de l'os, celui-ci s'enleva, mais la tumeur resta enclavée dans la fosse nasale. On dut l'énucléer, et faire ensuite un curage soigneux de toutes les cavités de l'os ethmoïde où existaient des masses de nature douteuse.

Les suites de l'opération furent bonnes, pendant les 5 ou 6 premiers jours; le pansement était fait quotidiennement. On pratiquait dans la bouche des pulvérisations boratées et chloralées. La malade était alimentée au moyen de liquides réconfortants.

Le septième jour, la température vespérale s'éleva subitement à 40°. On en trouva la cause dans une angine prenant surtout la luette et la tousille droite, du côté opéré. Ces angines qui sont assez fréquentes dans les plaies de la cavité buccale, ont été signalées et bien étudiées par Maunoury, dans un travail sur les fièvres épitraumatiques ne relevant pas directement d'une infection. C'était le cas ici, l'angine était due au traumatisme et existait surtout du côté lésé.

Cette complication fut traitée par les pulvérisations antiseptiques et les gargarismes opiacés. Elle ne dura que 5 jours et la malade est actuellement tout à fait guérie.

A sa sortie, on n'a pu constater aucune masse suspecte nouvelle. Elle a conservé, comme presque tous les réséqués de la mâchoire, du reste, un affaissement assez notable de la joue gauche ; un nasonnement de voix très marqué et de la difficulté de la déglutition : les aliments ayant de la tendance à repasser par le nez.

La vue du côté malade est parfaitement conservée, bien que l'œil ait dû être fortement soulevé durant l'ablution du plancher de l'orbite.

L'*examen histologique de la tumeur*, exécuté par M. le professeur Toison, a démontré qu'il s'agissait bien d'un sarcome encéphaloïde : Macroscopiquement, la tumeur était constituée par deux masses grisâtres, agglomérées, donnant au raclage un suc abondant et se dégageant facilement. La tumeur s'était développée primitivement dans le sinus, qui était rempli et distendu par les masses sarcomateuses. En progressant, le néoplasme avait repoussé au dehors les parois osseuses du sinus : elles étaient en certains points réduites à une mince lamelle très fragile. Le plancher de l'orbite était très soulevé et très aminci. — Une autre partie de la tumeur avait, comme nous l'avons dit, envahi les fosses nasales et le sinus ethmoïdien.

Microscopiquement, la tumeur est formée de cellules embryonnaires dont on voit bien les noyaux colorés par le violet de méthyle.

Le résultat opératoire de ces trois cas de résection totale a été des plus heureux. Dans aucun nous n'avons eu à noter ni accidents fébriles, ni complications du côté de la plaie ; la cicatrisation cutanée a toujours été obtenue par première intention, et la guérison rapide.

Après les incisions multiples et les sections osseuses que nécessite pareille intervention, la septicémie, le phlegmon, l'érysipèle, la phlébite faciale sont à craindre. Les tissus cruentés sont, en effet, en rapport direct avec la cavité buccale, véritable foyer d'infection. Comment expliquer la bénignité relative de ces plaies opératoires ?

L'absence de complications tient d'une part au défaut de rétention de produits septiques dans l'intérieur des tissus traumatisés. Ici le drainage est inutile : il s'agit d'une surface plane dépourvue d'anfractuosités, en un mot d'une plaie largement ouverte. Il se passe pour les parties molles de la face ce que MM. Verneuil et Després ont signalé autrefois, à la suite de l'ablation du sein pour les plaies non suturées, une exsudation facile qui met à l'abri de l'érysipèle.

Il faut, d'autre part, attacher une importance capitale à la toilette de la cavité buccale. Il se dépose, sur les parois de la bouche, des mucosités très adhérentes, mêlées de débris alimentaires qui ne manqueraient pas de causer des accidents. Aussi, convient-il chaque jour d'enlever ces productions, d'user de pulvérisations chloralées ou boratées intra-buccales et d'avoir soin de ne donner au malade que des aliments liquides à l'aide d'une seringue ou d'un biberon approprié. Ce n'est qu'à ce prix que l'on peut espérer le succès.

Nous ferons observer, en terminant, que ces trois cas permettent de répondre aux deux questions que nous nous sommes posées en commençant : 1° l'épithélioma des maxillaires est plutôt un ulcère rongeant et progressif, qu'une véritable tumeur ; il présente les trois variétés principales que nous avons signalés plus haut ; 2° certaines tumeurs des os maxillaires, développées au voisinage du sinus maxillaire, simulent assez bien les néoplasmes primitifs du sinus. Dans ces cas, celui-ci est simplement refoulé et on trouve toujours des traces de sa cavité ; tel est le cas de cet enfant de 12 ans. 3° Certains sarcomes du sinus maxillaire ont une marche progressive très rapide et envahissent facilement les cavités nasales et même les cellules ethmoïdales. Un diagnostic précoce, suivi d'une opération hâtive, est le seul moyen de salut, ainsi qu'en fait foi notre troisième cas.

LILLE, IMP. L. DANEL.

www.ingramcontent.com/pod-product-compliance
Ingram Content Group UK Ltd.
Pitfield, Milton Keynes, MK11 3LW, UK
UKHW012133240726
13965UKWH00005B/2154